U1020828

图解

本草纲目

【明】李时珍 著

黄思琦 主编

国文出版社

·北京·

东方医药巨典

医家必读，居家必备，传世必藏。

一本影响世界的东方药学典籍，集药学之大成。

图书在版编目（CIP）数据

图解《本草纲目》/（明）李时珍著；黄思琦主编. 北京：国文出版社，2025. -- ISBN 978-7-5125-2038-7

Ⅰ. R281.3-64

中国国家版本馆 CIP 数据核字第 2025MK3915 号

图解《本草纲目》

著　　者	（明）李时珍
主　　编	黄思琦
责任编辑	罗敬夫
出版发行	国文出版社
经　　销	全国新华书店
印　　刷	天津泰宇印务有限公司
开　　本	880 毫米 ×1230 毫米　　32 开
	2 印张　　44 千字
版　　次	2025 年 7 月第 1 版
	2025 年 7 月第 1 次印刷
书　　号	ISBN 978-7-5125-2038-7
定　　价	12.80 元

国文出版社
北京市朝阳区东土城路乙 9 号　　邮编：100013
总编室：（010）64270995　　传真：（010）64270995
销售热线：（010）64271187
传真：（010）64271187-800
E-mail：icpc@95777.sina.net

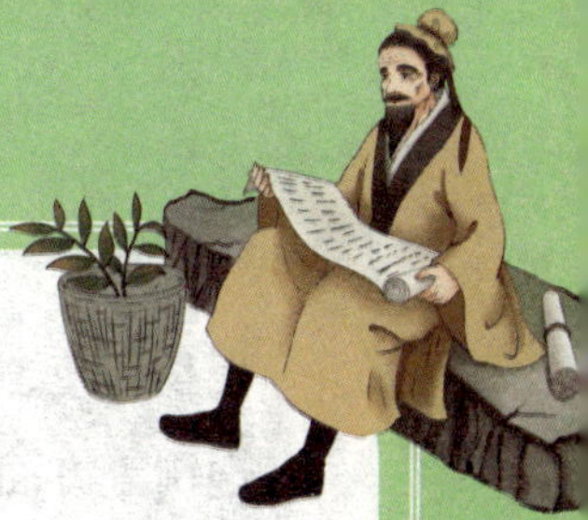

前言

中国传统医学是我国的一项民族文化遗产，它博大精深，源远流长，承载着中国古代人民同疾病作斗争的经验和理论知识。而在中医的浩渺星空中，《本草纲目》无疑是极为耀眼、令人瞩目的一颗巨星。

《本草纲目》由明朝著名医学家李时珍编撰而成。为了编写此书，李时珍走遍大江南北，走访各地药农，深入民间搜集药方，并大量翻阅书籍，历经27年终于完成这部药学宝典。

《本草纲目》不仅是我国古代药学史上的集大成者，促进了我国中药学的发展，也是一部具有世界性影响的药学巨著，对世界医学产生了广泛影响。全书共52卷，记载了多达1892种药物，其中新药374种；书中收集药方11096个，其中新增药方8000多个，并且还绘制药图1160幅。它是16世纪以前中医药学的系统总结，可谓我国古代医药学中内容最丰富的巨著。其中许多药方，至今还被人采用。

在书中，李时珍按照草、谷、菜、果、木、鳞、虫等，把药物分成了16部，并且对药物的名称、形态、性味、生长环境、产地等作了详细说明，有些还涉及了采收、炮制等方面的内容，为后世医学运用和研究提供了宝贵的参考价值。

如今，随着社会的不断进步，人们逐渐认识到健康的重要性。如何应对病痛、如何保健养生成了人们十分关心的问题。其中，中国传统医学再现了其强大的生命活力，《本草纲目》也日益受推崇，被人争相阅读。然而，由于原书成书年代久远，加上卷帙浩繁、篇幅冗长，有的地方文字枯涩不易读，等等，给现代读者，尤其是缺乏医药知识的大众带来许多阅读障碍。

为了让这部经典医学著作更广泛地走向大众，让更多的人领略它的魅力与智慧，我们精心编写了这本《图解〈本草纲目〉》。在书中，我们精挑细选了草部、果部、木部等部的一些药材，以通俗易懂的语言对原著进行了解读，并配备了精美的图片，对药材进行了立体展示，使读者能够轻松理解书中内容。

本书集科学性与实用性于一体。通过阅读本书，你可以了解诸多神奇药物宝藏和一些实用药方，能更好地守护健康！

本书旨在弘扬中医文化，读者在学习时，一定要请专业中医师指导辅导，以科学掌握《本草纲目》的精华，正确把握各种药材的药性。

目录

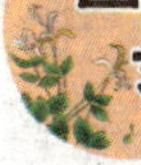

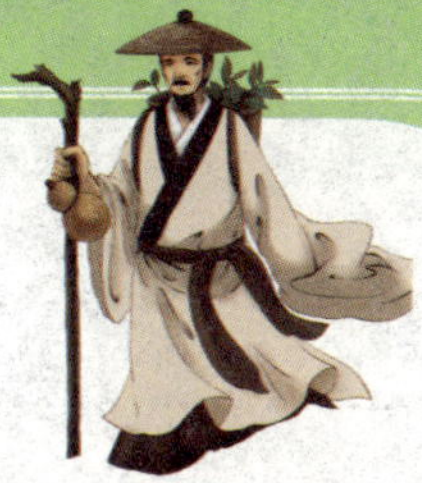

第一章　平凡植株的不凡药效——草、木部

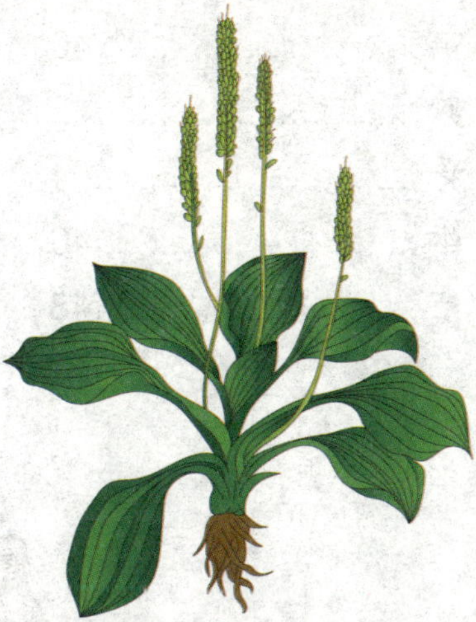

第二章　营养美味，还可入药——谷、菜、果部

第三章　万物生灵皆可入药——禽、兽、介、虫、鳞部

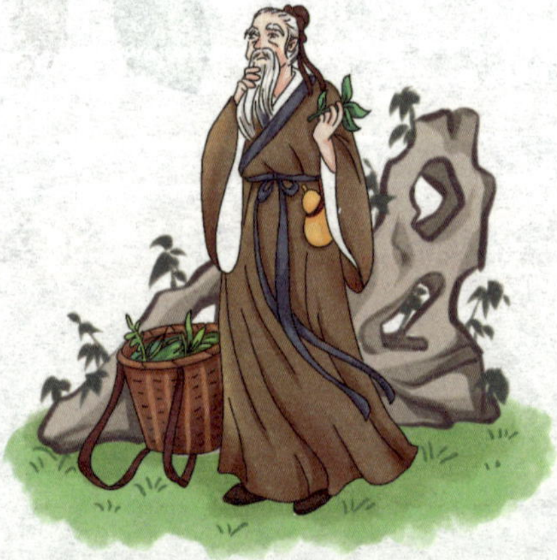

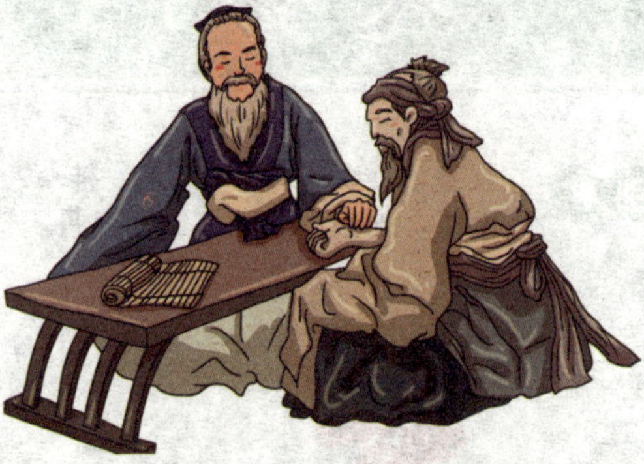

第一章
平凡植株的不凡药效——草、木部

许多草类、木类看似寻常，实则是大自然的馈赠，具有药用价值，被广泛应用于治疗各种疾病和调理身体。比如，人参的子、叶、根皆能入药，有大补元气、宁神益智、延年益寿等功效。

人参

别名 黄参、血参、人衔、鬼盖、神草、土精、地精、海腴、皱面还丹。

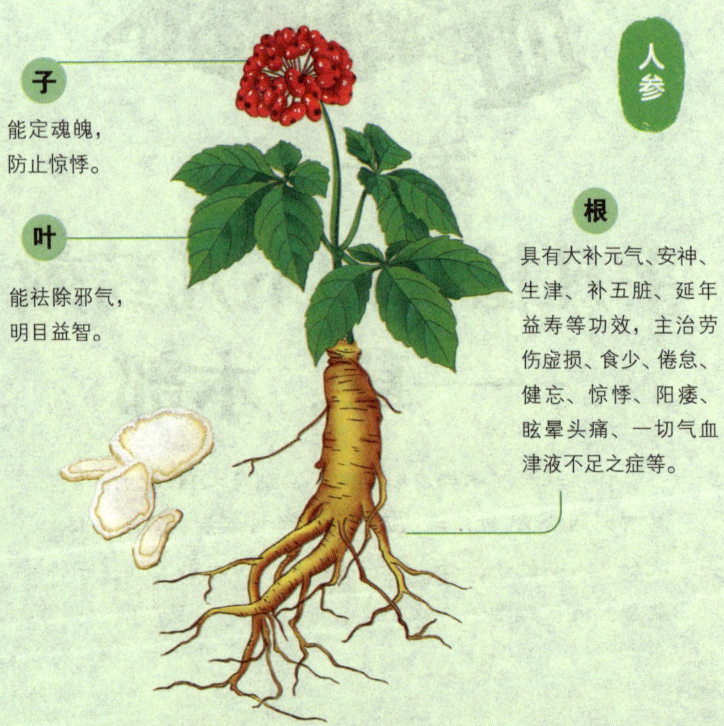

[性　　味] 味甘、微苦，性温。

[归　　经] 归脾、肺、肾、心经。

[功　　效] 大补元气，复脉固脱，补脾益肺，生津养血，安神益智。

[主　　治] 体虚，乏力，津伤口渴，休克，心力衰竭等症。

[形态特征] 主根肉质，圆柱形或纺锤形，须根细长；根状茎（芦头）短，上有茎痕（芦碗）和芽苞；茎单生，直立，先端渐尖，边缘有细尖锯齿，上面沿中脉疏被刚毛。花淡黄绿色。浆果状核果扁球形或肾形，成熟时鲜红色。种子2个，扁圆形，黄白色。

[主要产地] 辽宁、黑龙江、山东、河北等地。

附方

脾胃气虚，不思饮食：生姜半斤取汁，白蜜十两，人参末四两，银锅煎成膏，每米饮调服一匙。

胃虚恶习，或呕吐有痰：用人参一两，加水二碗，煎成一碗，再加竹沥一杯、姜汁三匙。温服。此方最宜老人。

肺虚久咳：用人参二两，鹿角胶（炙过）一两，共研为末，每服三钱。薄荷、豉汤（加葱）送下。

产后不能言语：准备同等分量的人参、石菖蒲、石莲肉，每次取五钱用水煎煮后服用。

用药禁忌

人参服用后24小时内，不宜吃萝卜、辛辣或刺激性食物，也不宜饮茶。实证、热证引起的喘嗽痰盛、胸膈痛闷、噎膈、便秘者和体质健壮、阴虚阳亢者以及儿童、孕妇等忌服。

连翘

别名 旱连子、黄花杆、黄寿丹。

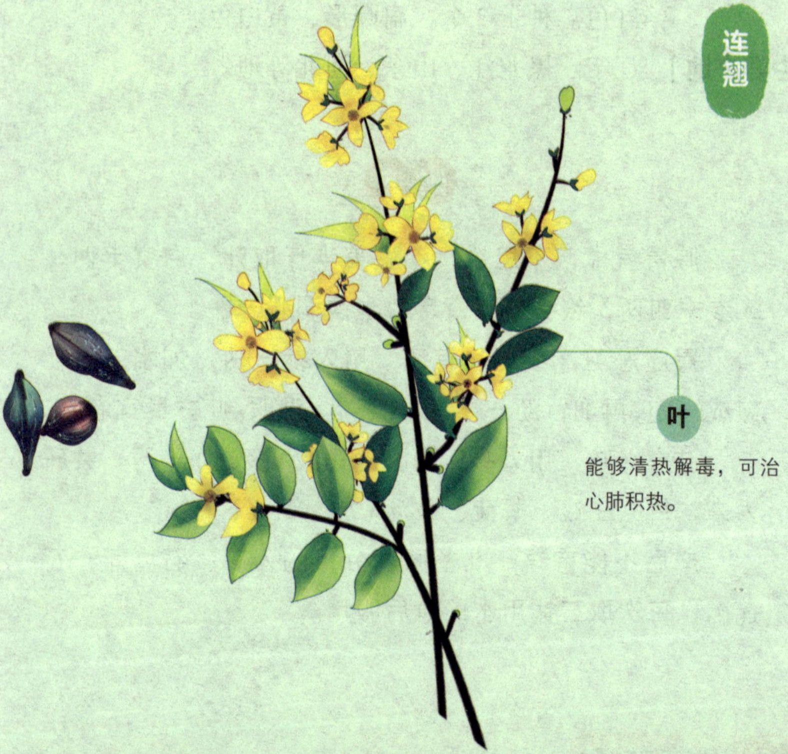

[性　　味] 味苦，性微寒。

[归　　经] 归肺、小肠、心经。

[功　　效] 清热解毒，消肿散结，疏散风热。

［主　　治］ 温热，丹毒，斑疹，痈疡肿毒，瘰疬，小便淋闭等症。

［形态特征］ 小枝土黄色或灰褐色，略呈四棱形，疏生皮孔，节间中空，节部具实心髓。叶通常为单叶或三出复叶；叶柄无毛；叶片卵形、宽卵形或椭圆状卵形至椭圆形，先端锐尖，基部圆形至楔形，叶缘除基部外具锐锯齿或粗锯齿。花通常单生或数朵着生于叶腋，先于叶开放；花萼绿色，裂片长圆形或长圆状椭圆形，边缘具睫毛；花冠黄色，裂片倒卵状椭圆形；雄蕊着生在花冠管基部；花柱细长。蒴果卵球形，先端喙状渐尖，表面疏生瘤点。

［主要产地］ 山西、陕西、山东等地。

附方

痔疮肿痛：用连翘煎汤熏洗，然后用刀上飞过的绿矾加麝香少许敷贴。

痈疽肿毒：用连翘草及根各一升，加水一斗六升，煮汁成三升服。出汗为见效。

瘰疬结核：用连翘、芝麻等分为末，随时吞服。

用药禁忌

脾胃虚弱、气虚发热及痈疽已溃、脓稀色淡者忌服。

甘草

别名 蜜草、国老、美草。

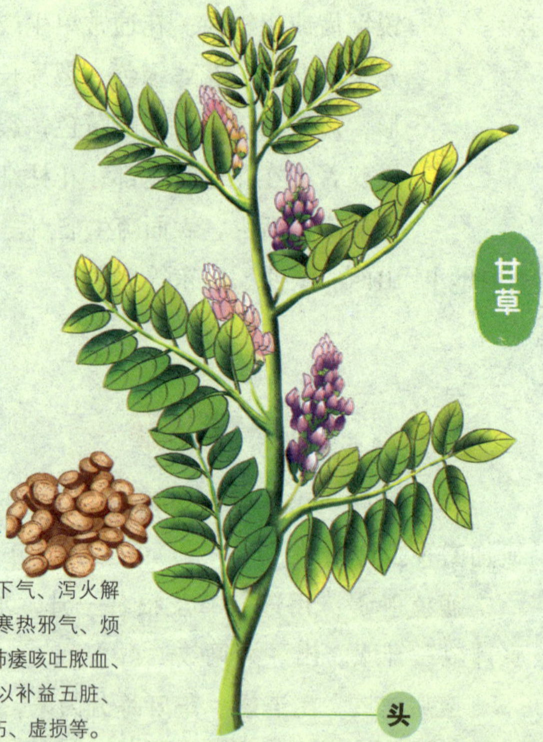

根

能够补气生肌、温中下气、泻火解毒等，主治五脏六腑寒热邪气、烦满短气、咳嗽、健忘、肺痿咳吐脓血、各种疮肿痈疽，还可以补益五脏、强健筋骨及治各种劳伤、虚损等。

头

生用能行足厥阴、阳明二经的瘀滞，消肿解毒。

[性　　味] 味甘，性平。

[归　　经] 归心、肺、脾、胃经。

[功　　效] 补脾益气，清热解毒，祛痰止咳，缓急止痛，调和诸药。

［主　　治］ 心气不足，咳嗽，脾气虚，腹痛，咽喉肿痛，药食中毒等症。

［形态特征］ 叶互生，奇数现状复叶，小叶 7 ~ 17 枚，椭圆形卵状，总状花序腋生，淡紫红色，蝶形花。根茎呈圆柱形，表面有芽痕，断面中部有髓。长圆形夹果，有时呈镰刀状或环状弯曲，密被棕色刺毛状腺毛。扁圆形种子。

［主要产地］ 陕西、内蒙古等地。

附方

肺热喉痛（有痰热）：用炒甘草二两，桔梗（淘米水浸一夜）一两，加入阿胶半片。每服五钱，水煎服。

伤寒咽痛（少阴症）：用甘草二两，蜜水炙过，加水二升，煮成一升半。每服五合，一天服两次。此方名“甘草汤”。

小儿羸瘦：用甘草三两，炙焦为末，和蜜成丸，如绿豆大。每服五丸，温水送下。一天服二次。

太阴口疮：用甘草二寸，白矾一块（如粟米大），同放口中细嚼，汁咽下。

用药禁忌

可以与鸡蛋、小麦、大枣、粳米等搭配食用，不可与猪肉同食。肾病、高血压、水肿、充血性心力衰竭患者慎用。痢疾初作、醛固酮增多症、低钾血症患者禁用。

黄连

别名 王连、支连。

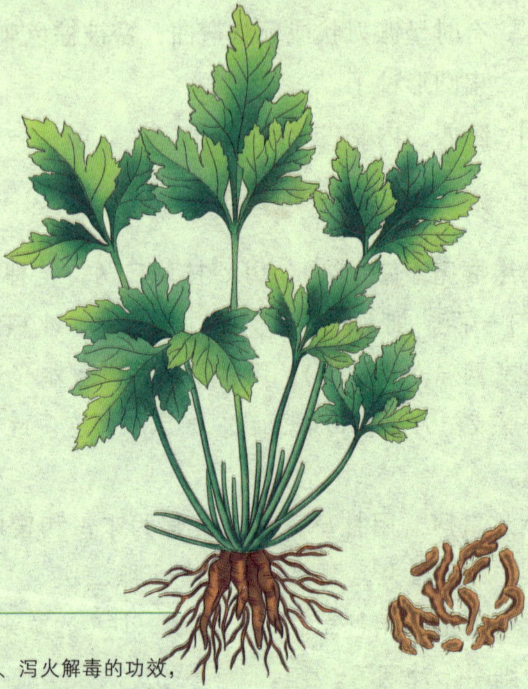

黄连

根

具有清热燥湿、泻火解毒的功效，主治高热神昏、心火亢盛、心烦不寐、目赤、牙痛等症。

[性　味] 味苦，性寒。

[归　经] 归肝、胃、大肠经。。

[功　效] 退虚热，除疳热，清湿热。

[主　　治] 泄泻，痢疾，目赤肿痛，牙龈肿痛，口舌生疮，湿疹等症。

[形态特征] 根茎黄色，常分枝，密生多数须根。叶全部基生，叶片坚纸质，卵状三角形，中央裂片有细柄，卵状菱形，顶端急尖，羽状深裂，边缘有锐锯齿。花瓣线形或线状披针形，中央有蜜槽；雄蕊多数，外轮雄蕊比花瓣略短或近等长；蓇葖果具细柄。种子长椭圆形，褐色。

[主要产地] 四川、云南、湖北等地。

附方

骨热黄瘦：黄连四分切，加童尿五大合，浸一夜，微煎三四沸，去渣，分两次服下。

痔病秘结：用黄连、枳壳，等份为末，加糊做成丸子，如梧桐子大，每服五十丸，空心服，米汤送下。

心经实热：用黄连七钱，加水一盏半，煎成一盏，饭后过一阵（食远）温服。小儿减量。

肝火为痛：黄连、姜汁炒为末，粥糊丸梧子大。每服三十丸，白汤下。

用药禁忌

脾胃虚寒者忌用。阴虚津伤者慎用。

柴胡

别名　山菜、茹草。

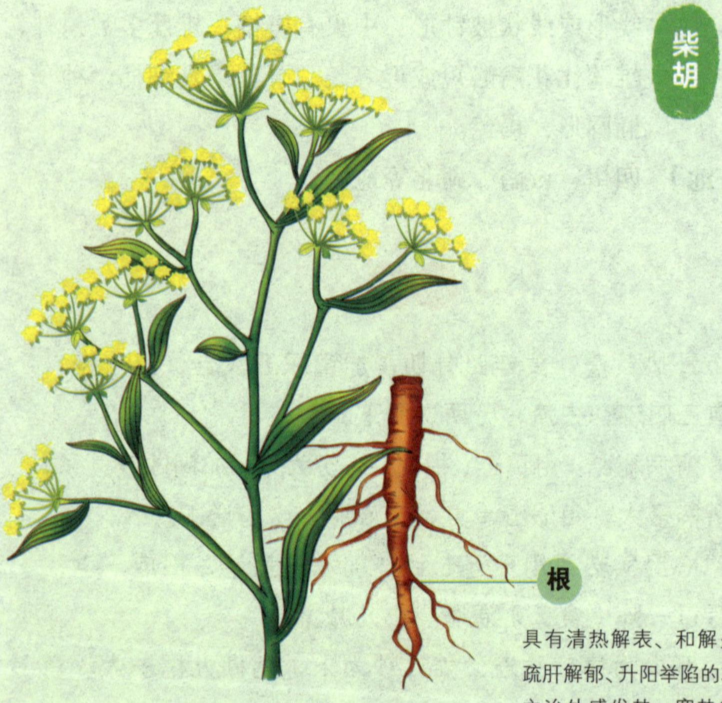

具有清热解表、和解少阳、疏肝解郁、升阳举陷的功效，主治外感发热、寒热往来、疟疾、黄疸、胸胁胀痛、头痛目赤、耳聋口苦、月经不调等症。

[性　　味] 味辛、苦，性微寒。

[归　　经] 归肝、胆、肺经。

[功　　效] 疏散退热，疏肝解郁，升举阳气。

[主　　治] 感冒发热，寒热往来，肝郁气滞，气虚下陷，脏器脱垂，脱肛等症。

[形态特征] 主根较粗大，坚硬。茎单一或数茎丛生，上部多回分枝，微作之字形曲折。叶互生；基生叶倒披针形或呈椭圆形，先端渐尖，基部收缩成柄；茎生叶长圆状披针形，先端渐尖或急尖，有短芒尖头，基部收缩成叶鞘，上面鲜绿色，下面淡绿色，常有白霜。复伞形花序多分枝，顶生或侧生，梗细，常水平伸出，形成疏松的圆锥状；花黄色。果椭圆形，棕色，两侧略扁，棱狭翼状。

[主要产地] 我国北方地区。

附方

伤寒余热（伤寒之后，体瘦肌热）：用柴胡四两，甘草一两，每用三钱，水一盏煎服。

虚劳发热：用柴胡、人参等份，每服三钱，加姜、枣同水煎服。

眼睛昏暗：用柴胡六铢，决明子十八铢，治筛，人乳调匀，敷眼上。

积热下痢：用柴胡、黄芩等份，半酒半水煎至七成，待冷定后空心服下。

用药禁忌

真阴亏损、肝阳上亢、阴虚火旺者应禁用。

车前草

别名 当道、芣苡、牛遗、车轮菜、地衣、蛤蟆衣。

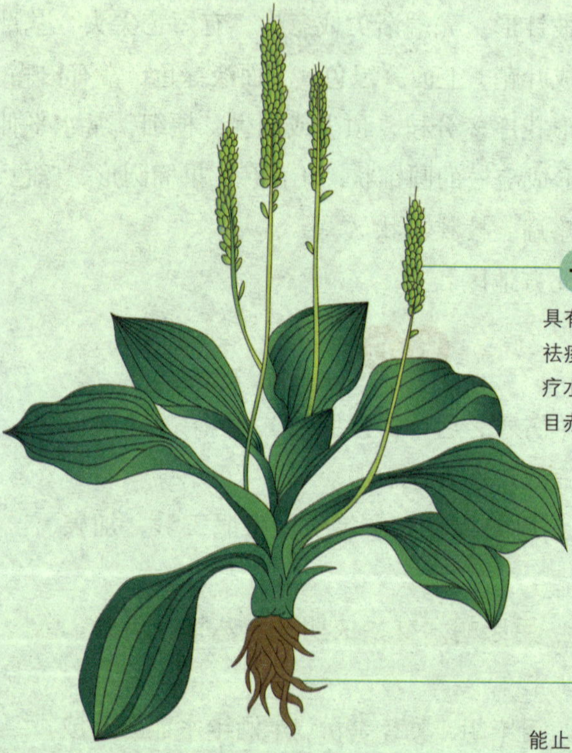

子：具有清热解毒、利尿渗湿、祛痰明目等功效，主要治疗水肿、泄泻、热淋涩痛、目赤肿痛等症。

根：能止烦下气，可治小便赤、尿血、泄精病等。

[性　　味] 味甘，性寒。

[归　　经] 归肝、肾、肺、小肠经。

[功　　效] 清热利尿通淋，祛痰，凉血，解毒。

[主　　治] 小便不通，淋浊，尿血，泄泻，目赤肿痛，喉痹乳蛾，咳嗽，皮肤溃疡等症。

[形态特征] 花茎高达50厘米，具须根。叶根生，具长柄，叶片卵形或椭圆形。蒴果卵状圆锥形。种子近椭圆形，黑褐色。

[主要产地] 我国各地均有分布。

附方

小便血淋作痛：用车前子晒干研细，每服二钱，车前叶煎汤送下。

小便不通：用车前草一斤，加水三升煎取一升半，分三次服。一方：上方再加冬瓜汁或桑叶汁。

目翳初起：用车前叶、枸杞叶等份，揉出汁，裹入两层桑叶中，悬阴处一夜。次日打开桑叶，以汁点眼。

目赤作痛：取新鲜车前草榨出的自然汁液，调朴消末，在睡觉的时候把调好的药涂抹在眼胞（眼皮）上，次早洗去。

长期患有内障：取同等分量的车前子、干地黄、麦门冬，一起研磨成粉末，然后用蜂蜜将药粉做成梧桐子大小的药丸，服用。

用药禁忌

内伤劳倦、肾虚者禁服车前子，精滑不固者禁服车前草。

丁香

别名 丁子香、支解香、雄丁香、公丁香。

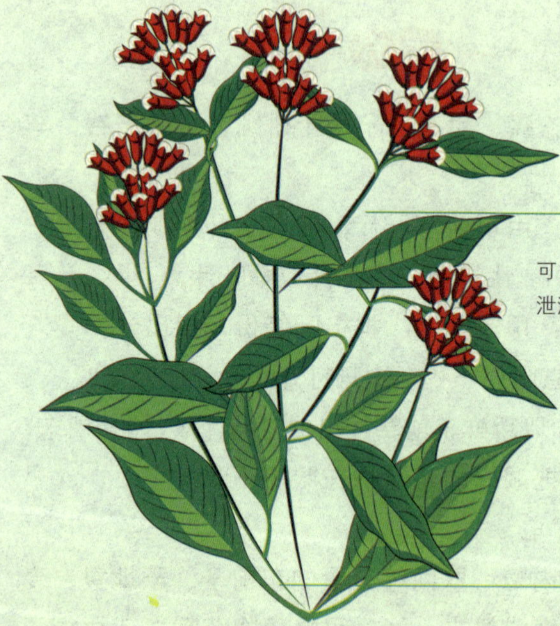

枝：可以治疗心腹胀满、恶心、泄泻虚滑、水谷不消等。

皮：可以治疗牙齿痛、心腹冷气诸病。

[性　　味] 味辛，性温。

[归　　经] 归脾、胃、肺、肾经。

[功　　效] 温中降逆，补肾助阳。

[主　　治] 胃寒呕逆，吐泻，脘腹作痛等症。

[形态特征] 叶对生，叶柄细长，向上渐短；叶片长方倒卵形或椭圆形，先端渐尖，基部渐窄下延至柄，全缘。秋季开花，花有浓香，聚伞圆锥花序顶生；花萼肥厚，绿色后转紫红色，管状，先端浅裂，裂片三角形，肥厚；花冠白色稍带淡紫，基部管状，较萼稍长；雄蕊多数；子房下位，顶端有粗厚花柱，柱头不明显。浆果红棕色，稍有光泽，长方椭圆形，先端有肥厚宿存花萼裂片，有香气。种子数粒，长方形。

[主要产地] 广东。

附方

胃冷呕逆，气厥不通：用母丁香三个，陈橘皮一块（去白，焙干），水煎，乘热服。

唇舌生疮：用丁香研末，棉裹含口中。

小儿吐泻：丁香、橘红等份，加蜜做成如黄豆大的丸子，米汤送服。

乳房因乳汁淤积等引发胀痛：丁香研为细末，水服方寸匕。

朝食暮吐：丁香十五个研末，甘蔗汁、姜汁和丸莲子大。把药丸含在嘴里，让它慢慢融化，随着唾液吞咽下去。

用药禁忌

热病及阴虚内热者忌服。

枸 杞

别名 苦杞、甜菜、天精、地骨、地节、地仙。

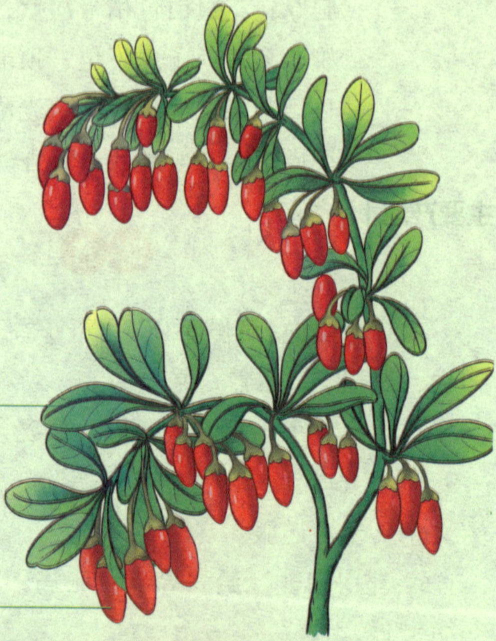

叶 具有除烦益志、补五劳七伤的功效。

果 具有补肾益精、养肝明目、补血安神、生津止渴、润肺止咳的功效，主治虚劳精亏、腰膝酸痛、眩晕耳鸣、目昏不明等症。

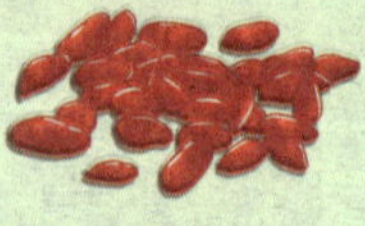

[性　　味] 味甘，性平。

[归　　经] 归肝、肾经。

[功　　效] 滋补肝肾，益精明目。

[主　　治] 虚劳发热，烦渴，目赤昏痛，障翳夜盲，崩漏带下，热毒疮肿等症。

[形态特征] 落叶灌木。多分枝，枝细长，拱形，有条棱，常有刺。单叶互生或簇生，卵状披针形或卵状椭圆形，表面淡绿色。花紫色，漏斗状。浆果卵形或长圆形，深红色或 红色。

[主要产地] 宁夏、甘肃、河北、山东、江苏、浙江等地。

附方

赤眼肿痛：用地骨皮三斤，加水三斗，煮成三升，去渣，放进盐一两，再煮至二升，频用洗眼和点眼。

小便出血：用新地骨皮洗净，捣取自然汁。无汁则加水煎汁。每服一盏，加一点酒，饭前温服。

肾虚腰痛：用枸杞根、杜仲、萆薢各一斤，好酒三斗浸泡，密封于罂（古时一种盛液体的小口大腹的瓶子）中再放锅内煮一天，常取饮服。

妇女阴肿或生疮：用枸杞根煎水，多洗。

肝虚下泪：取枸杞子二升，用绢布袋子装起来放在一斗酒里浸泡（并将容器密封好）二十一天，后喝药酒。

用药禁忌

外邪实热、脾虚有湿及泄泻者忌服。

槐

别名 槐蕊、豆槐、白槐、细叶槐。

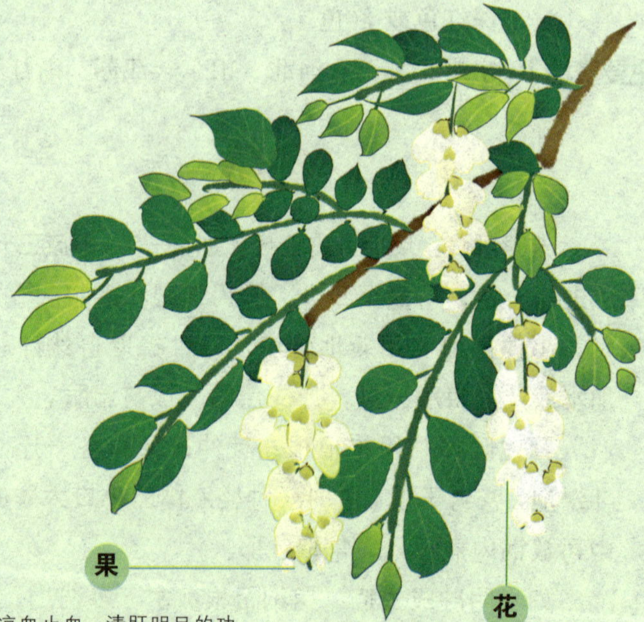

果：具有凉血止血、清肝明目的功效，主治痔疮出血、肠风下血、血痢、崩漏、血淋、血热吐衄、肝热目赤、头晕目眩等症。

花：具有凉血止血、清肝泻火的功效，主治五痔、心痛眼赤、皮肤风热、肠风下血、赤白痢、吐血等症。

[性　味] 花：味苦，性微寒。

[归　经] 归肝、胃、大肠经。

[功　效] 花：凉血止血，清肝泻火；果：清热泻火，凉血止血。

[主　　治] 肠热便血，痔肿出血，肝热头痛，眩晕目赤等症。

[形态特征] 干皮暗灰色，小枝绿色，皮孔明显。羽状复叶长15~25厘米；叶轴有毛，基部膨大；小叶卵状长圆形，顶端渐尖而有细突尖，基部阔楔形，下面灰白色，疏生短柔毛。圆锥花序顶生，乳白色。荚果肉质，串珠状，无毛，不裂。种子深棕色，肾形。

[主要产地] 山东、甘肃、四川、云南等地。

附方

疔疮肿毒：用槐花微炒，核桃仁二两，放入无灰酒一钟煎十余沸，热服。疮未成者二三服，疮已成者一二服，即可见效。

白带不止：用槐花（炒）、牡蛎（煅），等份为末。每服三钱，酒送下。

大肠脱肛：取等量的槐角、槐花，一起炒制后研成粉末，用羊血蘸这些粉末，然后将其烤炙至熟吃下去，同时用酒送服。也可以用猪腰子（去外皮）蘸取药末后烤炙来吃。

目热昏暗：槐子、黄连（去须）各二两，为末，蜜丸梧子大。每次用米浆水送服二十丸，每天服用两次。

用药禁忌

孕妇忌用。

常见中药材的功效

功效	代表药材
解表药	麻黄、桂枝、紫苏、生姜、白芷、香薷、苍耳子、辛夷、薄荷、桑叶、菊花、葛根、蔓荆子、柴胡、浮萍
清热药	知母、竹叶、决明子、金银花、连翘、蒲公英、玄参、马兰、黄芪、黄连、青蒿、黄柏
泻下药	甘遂、巴豆、大黄、牵牛子、商陆、火麻仁、番泻叶、芦荟
祛风化湿药	防己、桑枝、桑寄生、川乌头、广藿香、苍术、厚朴
利水渗湿药	车前子、通草、金钱草、茯苓、薏苡仁、赤小豆
理气消食药	陈皮、枳实、沉香、肉豆蔻、香附、乌药、山楂、麦芽、莱菔子
温里开窍药	干姜、肉桂、茴香、丁香、花椒、胡椒、麝香、石菖蒲、安息香
止血药	大蓟、槐花、地榆、三七、蒲黄、艾叶、白及、仙鹤草
活血化瘀药	丹参、红花、桃仁、益母草、苏叶、马钱子、郁金、姜黄
化痰止咳平喘药	半夏、白附子、桔梗、川贝母、胖大海、款冬花、白果、枇杷叶
安神药	朱砂、酸枣仁、柏子仁、远志、合欢皮
平肝息风药	石决明、紫贝齿、刺蒺藜、牛黄、钩藤、天麻
补虚药	当归、熟地黄、阿胶、龙眼肉、何首乌、鹿茸、巴戟天、杜仲、冬虫夏草、百合、枸杞子、桑葚
收涩药	五味子、乌梅、五倍子、山茱萸、覆盆子、芡实、麻黄根、肉豆蔻

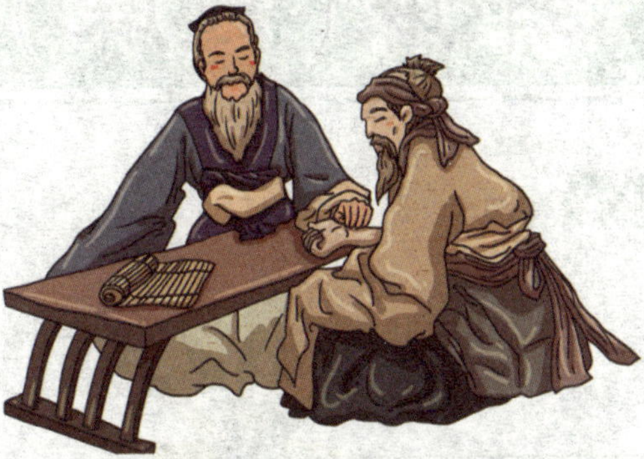

第二章

营养美味，还可入药——谷、菜、果部

在日常饮食中，谷类、蔬菜、水果不仅能为我们提供能量、营养，还十分美味。其实，它们也有药用价值。比如，芝麻有润养五脏、滋实肺气、润肠通便的功效；生姜有解表散寒、温中止呕、化痰止咳的功效；大枣有补中益气、养血安神的功效。

胡麻（芝麻）

别名 油麻、脂麻、芝麻。

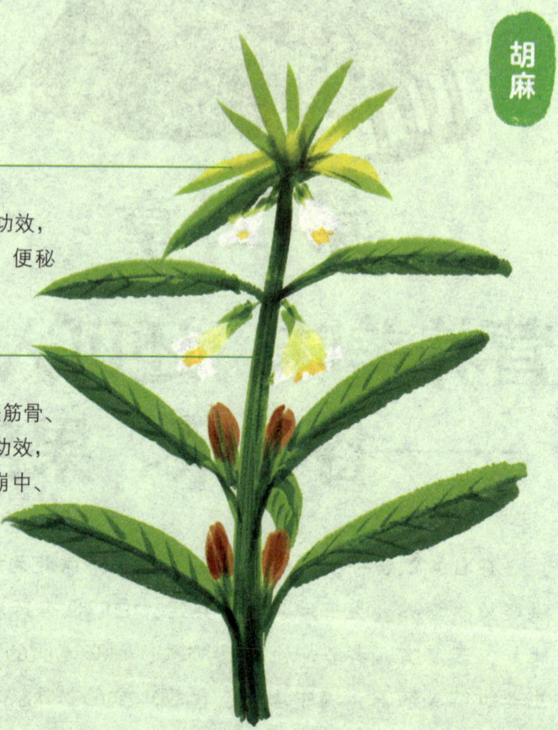

花 具有消肿、生发的功效，主治脱发、冻疮、便秘等症。

茎 具有益气、补脑、坚筋骨、祛风解毒、润肠的功效，主治风寒湿痹、崩中、阴部湿痒等症。

[性　　味] 味甘，性平。

[归　　经] 归肝、肾、大肠经。

[功　　效] 补肝肾，益精血，润肠燥。

[主　　治] 身体虚弱，头晕耳鸣，高血压，高脂血症，咳嗽，头发早白等症。

[形态特征] 茎直立，方形，表面有纵沟。叶对生，长椭圆形或披针形。花腋生，花冠唇形，白色，带紫红或黄色。蒴果长筒状，长 2~3 厘米，有二棱、四棱、六或八棱，成熟时会裂开弹出种子。

[主要产地] 甘肃、新疆、黑龙江、吉林等地。

附方

偶感风寒：用胡麻炒焦，乘热捣烂泡酒饮用。饮后暖卧，以出微汗为好。

热淋：用胡麻子、蔓菁子各五合，炒黄，装袋中，以水三升浸泡，每饭前取服一钱。

牙齿痛肿：胡麻五升，水一斗，煮汁五升。用煮好的汁水含在口中漱口后吐掉，使用不超过两剂这样的汁水，效果非常好。

令发长黑：生麻油、桑叶煎过，去滓。用煎好的液体来洗头发，能让头发长到几尺长。

手脚酸痛微肿：用芝麻五升熬研，酒一升，浸一宿。之后就可以根据自己的酒量来饮用这浸泡过的酒。

用药禁忌

慢性肠炎、便溏腹泻者及阳痿、遗精者忌食。

薏苡

别名 芑实、赣米、回回米、薏珠子。

薏苡

仁

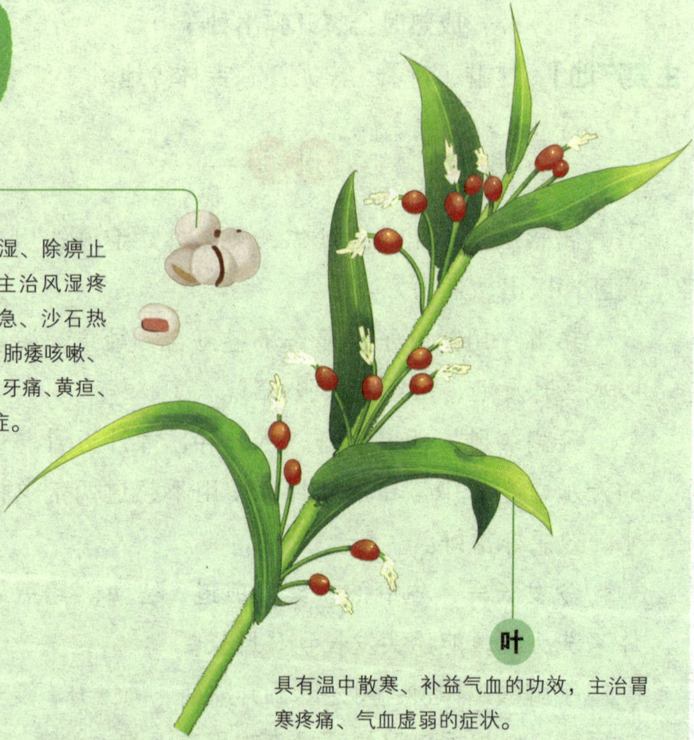

具有健脾渗湿、除痹止泻的功效，主治风湿疼痛、水肿喘急、沙石热淋、糖尿病、肺痿咳嗽、痈疽不溃、虫牙痛、黄疸、月经不调等症。

叶

具有温中散寒、补益气血的功效，主治胃寒疼痛、气血虚弱的症状。

[性　　味] 味甘、淡，性凉。

[归　　经] 归脾、胃、肺经。

[功　　效] 利水渗湿，健脾止泻，除痹，排脓，解毒散结。

[主　　治] 风湿疼痛，糖尿病，肺痿咳嗽，痈疽不溃，黄疸，月经不通等症。

[形态特征] 茎直立粗壮，节间中空，基部节上生根。叶鞘光滑，叶片长披针形，先端渐尖，基部稍鞘状包茎。颖果成熟时，外面的总苞坚硬，呈椭圆形。种皮红色或淡黄色，种仁卵形。

[主要产地] 我国各地均有分布。

附方

肺痿咳嗽，有脓血：用薏苡仁十两，捣破，加水三升煎成一升，以酒少许送服。

痈疽不溃：吞服薏苡仁一枚。

虫牙痛：用薏苡仁、桔梗生研末点服。

经水不通：薏苡根一两，水煎服之。不超过几剂药的量，就会有效果。

痈疽已形成却不破溃出脓：取一颗薏苡仁，吞咽下去。

水肿喘急：将郁李仁三两研磨成粉末，再用水过滤出汁液，然后用这些汁液来煮薏苡仁饭，每天吃两次。

牙齿风痛：取四根薏苡根，加水煎煮，然后用来含在口里漱口，水凉了就及时更换新的煎煮液继续含漱。

用药禁忌

孕妇慎用，脾虚无湿、大便燥结者少食或不食。

葱

别名　芤、菜伯、和事草、鹿胎。

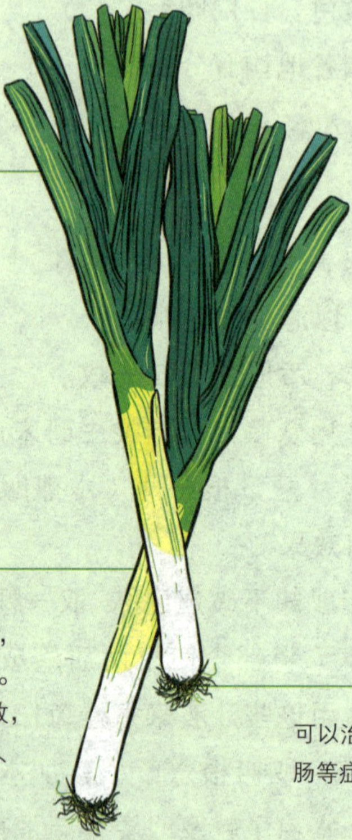

叶：具有祛风发汗、解毒消肿的功效，主治感冒风寒、头痛鼻塞、身热无汗、中风、面目浮肿、跌打损伤等症。

葱茎白：具有发表、解毒、杀虫等功效，主治感冒风寒、阴寒腹痛等症。根：具有疏风散寒、解毒的功效，适用于治疗感冒发热、头痛、鼻塞流涕等症。

须：可以治疗饱食房劳，血渗入大肠等症。

[性　　味] 性平、温，味辛，无毒。

[归　　经] 归肺、胃、膀胱经。

[功　　效] 发汗解表，散寒通阳。

[主　　治] 外感风寒，赤白痢疾，下痢，阴寒腹痛，乳痈，解鱼肉毒、蚯蚓毒等症。

[形态特征] 叶片管状，中空，绿色，先端尖，叶鞘圆筒状，抱合成为假茎，色白，通称葱白。茎短缩为盘状，茎盘周围密生弦线状根。伞形花序球状，位于总苞中。花白色。种子具六棱，黑色。

[主要产地] 我国各地均有分布。

附方

感冒风寒：用葱白一把，淡豆豉半合，泡汤服，取汗。

伤寒头痛：用连须葱白半斤，生姜二两，水煮，温服。

风湿身痛：用生葱捣烂，加香油几点，水煎，调川芎、郁金末各一钱服。引吐为好。

小便溺血：取一把葱白，一两郁金，一升水，一起煎煮至剩下二合药液，温服。一日三次。

赤白下痢：取一把葱白，细细切碎，跟米一起煮粥，每天都吃这种粥。

乳痈初起：取一升葱汁，一次性全喝下去，病症马上就会缓解。

用药禁忌

生葱吃多会对视力不利，所以视力弱者要少吃。葱与蜂蜜一起食用容易致人腹泻、胃肠道不适。

蒜

别名 小蒜、茆蒜。

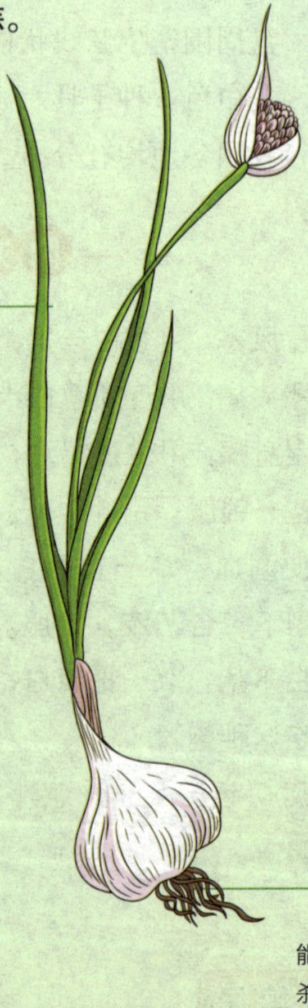

[性　　味] 味辛，性温。

[归　　经] 归脾、胃、肺经。

[功　　效] 解毒消肿，杀虫，止痢。

[主　　治] 痈肿疮毒，疥癣，泻痢，钩虫等症。

[形态特征] 外形与大蒜相似而较小，与大蒜的显著不同之点：鳞茎细小如薤，仅有1个鳞球，不如大蒜由多数鳞瓣合成。

[主要产地] 全国均匀分布。

附方

小儿白秃（头上团团白色）：有蒜切细每日擦患处。

泻痢暴痢：用大蒜捣贴两足心，也可贴脐中。

食蟹中毒：用干蒜煮汁饮下。

水气肿满：用大蒜、田螺、车前子等份，熬膏，摊贴脐中，水从小便排出。数日即愈。

阴肿如刺汗出者：取小蒜一升、杨柳根二斤、韭根一升，酒三升，将药材与酒一起煎煮至沸腾，然后用来熏阴部。

止住疟疾：取一些蒜研磨成泥状，再加入少量黄丹，做成如芡实子一般大小的药丸。每次服用一丸，用刚刚打上来的井水送服，效果很好。

蚰蜒入耳：将小蒜洗干净，捣出汁液滴入耳朵里，如果蚰蜒没出来，就再滴入一些蒜汁。

用药禁忌

阴虚火旺及目疾、口齿咽喉患者忌服。

生姜

别名 姜根、百辣云、勾装指、因地辛、炎凉小子、鲜生姜、蜜炙姜。

生姜

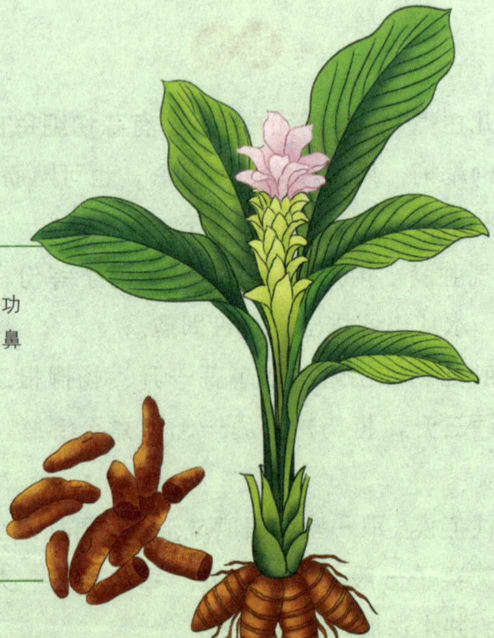

叶

具有除风邪寒热的功效，主治伤寒头痛鼻塞。

根

具有发汗解表、温中止呕、温肺止咳、化痰解毒的功效，主治痰喘胀满、冷痢腹痛、外感风寒、狐臭、呕吐等症。

[性　　味] 味辛，性温。

[归　　经] 归脾、肺、胃经。

[功　　效] 解表散寒，温中止呕，化痰止咳，解鱼蟹毒。

[主　　治] 风寒感冒，胃寒呕吐，寒痰咳嗽等症。

[形态特征] 根茎肥厚，断面黄白色，有浓厚的辛辣气味。叶互生，排成二列，无柄，叶片披针形至线状披针形，先端渐尖，基部狭，叶革鞘状抱茎，无毛。花葶自根茎中抽出；穗状花序椭圆形；苞片卵形，淡绿色，边缘淡黄色，先端有小尖头；花萼具短尖齿；花冠黄绿色，裂片披针形，唇瓣的中间裂片长圆状倒卵开，较花冠裂片短，有紫色条纹和淡黄色斑点，两侧裂片卵形，黄绿色，具紫色边缘；雄蕊暗紫色；子房无毛，柱头近球形。蒴果，种子多数，黑色。

[主要产地] 四川、湖北、湖南、浙江、江西、广东等地。

附方

疟疾寒热（脾胃聚痰，发为寒热）：用生姜四两，捣取自然汁一酒杯，露一夜。发病日五更饮服即可止疟，未止再服。

寒热痰嗽：烧姜一块含咽。

牙齿疼痛：用老生姜瓦焙，加枯矾末擦痛处。

跌打损伤：用姜汁和酒调生面敷贴。

咳嗽不止：生姜五两、饴糖半升，用微火煎熟，全部吃下去。

用药禁忌

阴虚内热、血热妄行者忌服，孕妇慎服。

杏

别名 甜梅。

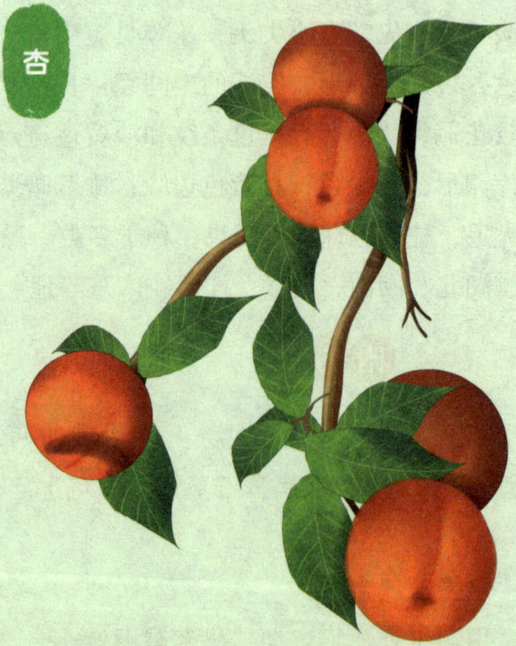

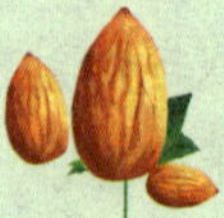

核仁

具有降气化痰、止咳平喘、润肠通便的功效，主治外感咳嗽、肠燥便秘等症。

[性　　味] 味苦，性微温；有小毒。

[归　　经] 归肺、大肠经。

[功　　效] 降气止咳平喘，润肠通便。

[主　　治] 咳嗽气喘，喉痹咽痛，大便秘结，虫毒疮疡等。

[形态特征] 树皮暗红棕色，纵裂。单叶互生，叶片圆卵形或宽卵形。春季先叶开花，花单生枝端，着生较密，稍似总状；花几无梗，花萼基部成筒状，外面被短柔毛；花瓣白色或浅粉红色，圆形至宽倒卵形；雄蕊多数，着生萼筒边缘；雌蕊单心皮，着生萼筒基部。核果圆形。种子心状卵形，浅红色。

[主要产地] 河北、山东、新疆、甘肃等地。

附方

咳嗽寒热：用杏仁半两，去皮尖，在童便中浸七日，取出，温水淘洗，研如泥，加童便三升煎如膏。每服一钱，熟水送下。

鼻中生疮：用杏仁研为末，调乳汁敷涂。

五痔下血：用杏仁（去皮尖及双仁者）加水三升，研磨，滤汁，煎至五成，同米煮粥吃。

喉痹痰嗽：用杏仁去皮、熬黄，取三分，加桂末一分，研泥裹含咽汁。

用药禁忌

不可多食，食用过多可导致生痈疖、伤筋骨。小孩子尤不可多食。

枣（大枣）

别名 红枣、干枣、良枣、美枣。

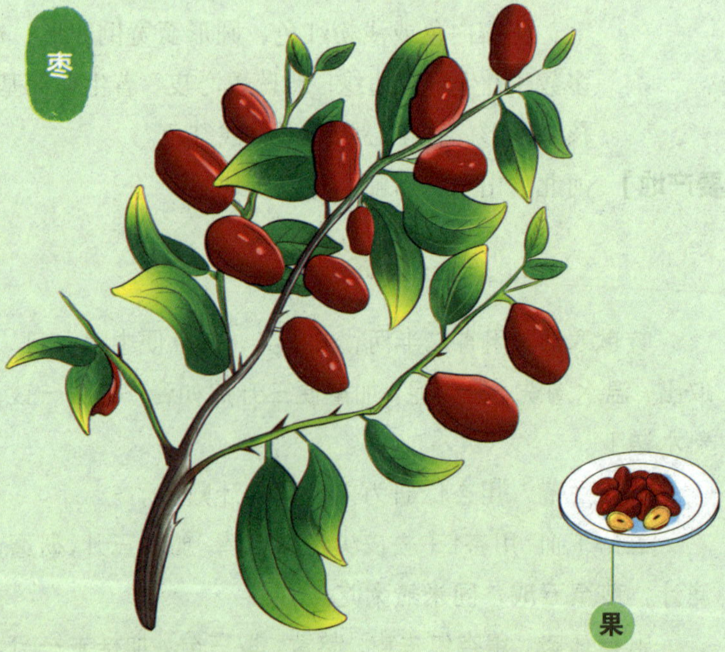

具有补中益气、补益脾胃、滋养阴血、养心安神、缓和药性的功效，主治脾气虚所致的食少、泄泻，阴血虚所致的妇女脏躁症等。

[性　　味] 味甘，性温。

[归　　经] 归脾、胃、心经。

[功　　效] 补中益气，养血安神。

[主　　治] 脾虚食少，乏力便溏，妇人脏躁等症。

[形态特征] 小枝成之字形弯曲。有长枝（枣头）和短枝（枣股），长枝“之”字形曲折。叶长椭圆形或卵形，先端微尖或钝，基部歪斜。花小，黄绿色，8 ~ 9 朵簇生于脱落性枝（枣吊）的叶腋，成聚伞花序。核果长椭圆形，暗红色。

[主要产地] 河北、河南、山东、四川、贵州等地。

附方

调和胃气：用干枣去核，缓火烤燥，研为末，加少量生姜末，开水送服。

反胃吐食：用大枣一枚去核，加斑蝥一个去头翅，入在内，一起煨熟，去斑蝥，空心服，白汤送下。

大便燥塞：用大枣一枚去核，加轻粉半钱缚定，煨熟服，枣汤送下。

妇女脏躁（悲伤欲哭，精神不正常）：用大枣十枚，小麦一升，甘草二两，合并后每取一两，水煎服之。亦补脾气。

用药禁忌

小儿、产后妇女及温热、暑湿诸病前后，黄疸、肿胀者忌食；忌多食；忌与海蟹同食。

桃

别名 桃枭、桃奴、桃景、神桃。

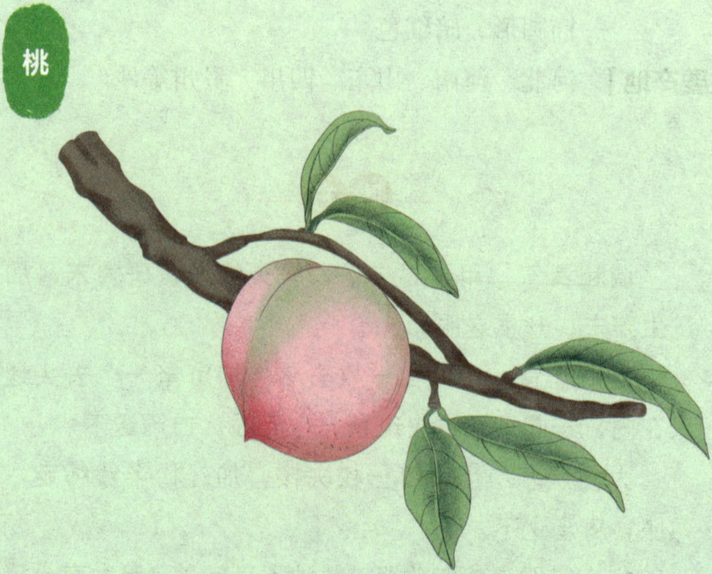

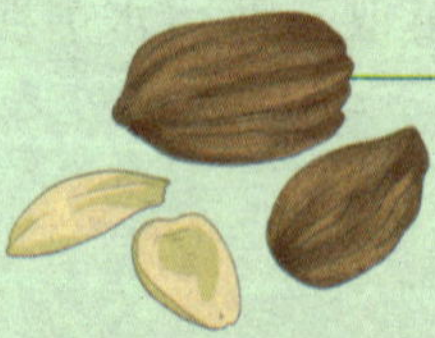

核仁

具有破血行瘀、润燥滑肠的功效，主治经闭、痛经、跌扑损伤、肠燥便秘等症。

[性　　味] 味苦、甘，性平。

[归　　经] 归肝、大肠、心经。

[功　　效] 活血祛瘀，润肠通便，止咳平喘。

[主　　治] 经闭痛经，癥瘕痞块，肺痈肠痈，跌扑损伤，肠燥便秘，咳嗽气喘。

[形态特征] 叶卵状披针形或圆状披针形，边缘具细密锯齿，两边无毛或下面脉腋间有鬓毛。花单生，先叶开放，近无柄；萼筒钟，有短茸毛，裂叶卵形；花瓣粉红色，倒卵形或矩圆状卵形。果球形或卵形，径 5 ~ 7 厘米，表面被短毛，白绿色。

[主要产地] 除黑龙江之外，各地均有分布。

附方

痔痛：用桃根煎汤浸洗。

牙疼颊肿：用桃白皮、柳白皮、槐白皮各等份，煎酒热漱，冷即吐去。

虚热作渴：将弹丸大小桃胶一块含口中，止渴。

崩中漏下：用桃核烧存性，研为末，酒服方寸匕，一天服三次。

卒得咳嗽（突然患上咳嗽）：将三升桃仁去外皮后捣碎，放在容器中密封，然后将其蒸熟后晒干，用绢布袋子将蒸熟晒干后的桃仁装起来放在二斗酒里浸泡，七天后就可以饮用这种酒了，每天喝四到五合。

用药禁忌

孕妇不宜食用。

中药的煎煮方法

临床上，中药汤剂是使用最早、最广泛的剂型。煎药的目的，就是将药物中的有效成分，经过物理、化学作用，转入汤里。煎煮中药时，用具、水质、时间、次数、温度等都有讲究。

内容	具体方法
用具	中药汤剂的质量与煎药所用的器具有着密切的关系。目前认为，用砂锅为好，因为砂锅材质稳定，不会与药物中的成分发生化学反应。此外，也可选用不锈钢锅、玻璃容器、陶瓷锅等
水质	水质对药的质量也有所影响。煎药用水只要水质洁净即可，如达到国家规定的饮用标准的自来水即可用来煎药，如果想要去除自来水中的氯，可先将自来水放在容器中数小时。煎药前，要先加水到至少淹过药物，然后调整水量。矿泉水硬度较高，会降低药效，不适合煎煮中药
时间	药性不同，煎煮时间也不一样。一般的药文火煎 30 分钟左右为宜，但发汗药、挥发性药只需 20 分钟（水沸腾后再煎煮 5 分钟左右）即可。若药物有毒性，要先煎 20~30 分钟，降低它的毒性，矿物类药物需先打碎再煎
次数	中草药汤剂，一般每剂煎 2 次（第一次的药液称为“头汁”，第二次称为“二汁”），服用时，需将头汁、二汁去渣混合后再按要求平分、分次服用。煎头汁加的水应以盖过药面为宜，煎二汁时，加的水可适当少一些。有些药较难煎出有效成分，需煎三次
温度	温度也是影响药材有效成分析出的重要因素。煎药前，最好先将中草药放在冷水中浸泡 15 分钟。煎药时，先用大火煮沸，然后转中火或小火熬。煎药时，不要频繁打开盖子查看。不同的药材需要的火候不同，如有芳香的药物，要用武火急煎，煮沸一到两次即可；而一些根茎类药物质地厚重，不易煮出有效成分，需用文火久煎

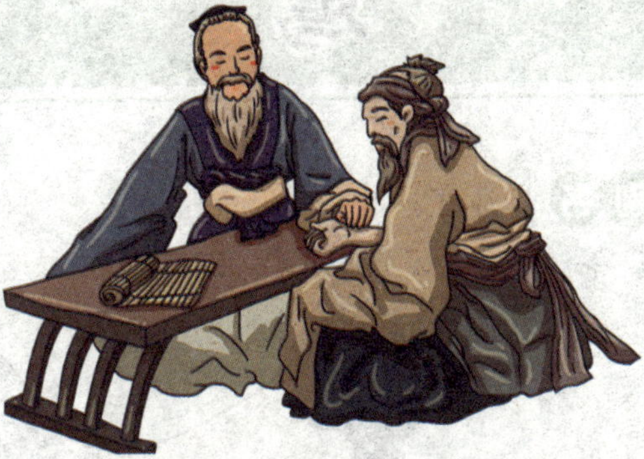

第三章
万物生灵皆可入药——禽、兽、介、虫、鳞部

在大自然中，无论是飞禽走兽，还是金石矿物，都有其性味，有着独特的药用价值。

比如，蜈蚣有息风镇痉、攻毒散结、通络止痛的功效；鲤鱼的鳞、目、肉皆可入药，有利水、消肿、下气、通乳的功效；等等。大自然的馈赠实在丰厚！

鸡

别名 烛夜。

鸡

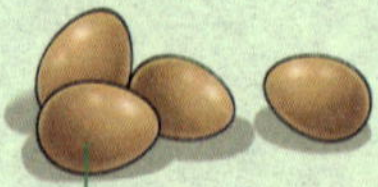

蛋

具有滋阴润燥、补心宁神、养血安胎、解毒止痒等功效，主治热病烦闷、虚劳骨蒸、惊悸失眠、燥咳声哑、目赤咽痛、胎动不安、产后口渴、小儿疳痢、烫伤、疮疖、癣痒等症。

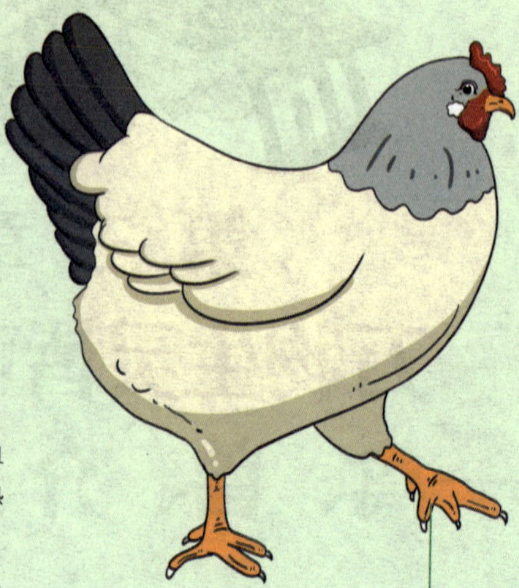

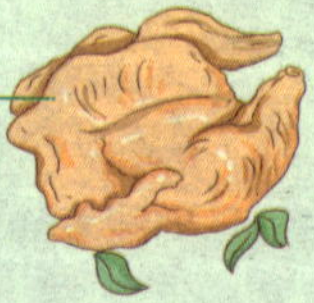

肉

具有温中益气、补精填髓的功效，可用于治疗虚劳瘦弱、中虚食少、泄泻、头晕心悸、月经不调、产后乳少、消渴、水肿、小便数频、遗精、耳聋耳鸣等症。

爪

可以软化血管，具有美容功效。

[性　　味] 内金：味甘，性平。

[归　　经] 归脾、胃、小肠、膀胱经。

[功　　效] 健胃消食，涩精止遗，通淋化石。

[主　　治] 食积不消，呕吐泻痢，小儿疳积，遗尿，遗精，石淋涩痛，腹胀胁痛。

[形态特征] 嘴短而坚，略呈圆锥状。眼有瞬膜。头上有肉冠。翼短；有长而鲜丽的尾羽。跖及趾均被有鳞板；趾四，前三趾，后一趾，后趾短小，位略高，雄者跖部后方有距。

[主要产地] 我国各地均有分布。

附方

脾虚滑痢：用黄雌鸡一只，炙过，以盐、醋涂上，煮熟吃下。

脾胃弱乏，人痿黄瘦：用黄雌鸡肉五两，白面七两，切肉做馄饨，下五味煮熟，空腹吃。每天一次。

肾虚耳聋：取一只乌雄鸡，宰杀处理干净，用三升没有杂质（无灰）的酒将这只鸡煮熟，趁热吃，吃上三五只就会见到效果。

卒得咳嗽：白鸡一只，苦酒（即米醋）一斗，煮取三升，分三服，并且吃鸡肉时要少放盐（清淡地吃鸡肉）。

身体发热：将三个鸡蛋和一合白蜜混合，然后服用，（病症）立刻就能痊愈。

用药禁忌

感冒伴有头痛、乏力、发热者不宜食用。

鹅

别名 家雁、舒雁。

鹅

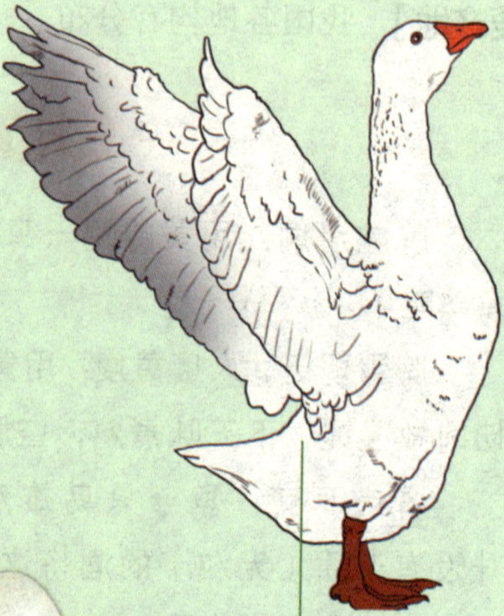

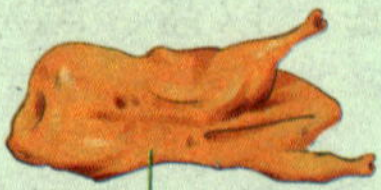

肉

具有益气补虚、和胃止渴、止咳化痰、解铅毒等功效，非常适合身体虚弱、气血不足、营养不良者食用。

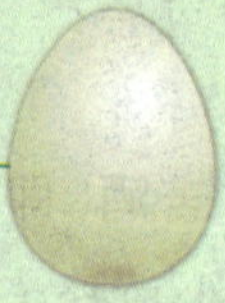

蛋

具有补中益气等功效，但吃多了会引发长久不愈的旧病。

毛

具有解毒消肿、收湿敛疮的功效。常用于治疗小儿惊痫、噎膈等。

[性　味] 味甘，性平、冷，无毒。

[归　经] 归脾、肝、肺经。

[功　效] 补中益气，滋润五脏。

[主　　治] 解毒，解热，止咳，消疮痔等症。

[形态特征] 嘴扁阔，前额有肉瘤，雄者膨大，黄色或黑褐色。颈长。体躯宽壮，龙骨长，胸部丰满。尾短。羽毛白色或灰色。脚大有蹼，黄色或黑褐色。体躯站立时昂然挺立。

[主要产地] 全国各地均有分布。

附方

痔疮有核：白鹅胆二三枚（取汁），入熊胆二分，片脑半分，研匀，瓷器密封，勿令其泄气，用时以手指涂之。

噎食病：白鹅尾毛烧灰，米汤每服一钱。

治误吞铜钱及钩绳：鹅毛一钱（烧灰），磁石皂子大煅，象牙一钱（烧存性），把这些都研制成粉末。每服半钱，用刚从井里打上来的凉水送服。

鹅口疮：用食草白鹅下清粪滤汁，入沙糖少许搽之。

解热毒及痔疮初起：频繁涂抹鹅胆汁，病症自然就会消退。

小孩不小心吞下稻芒，卡在喉咙无法吐出或咽下：将鹅的口水灌下去，就能痊愈。

用药禁忌

虚火咳嗽及肿毒者忌食。

猪

别名 豕、豚。

猪

尾 具有补腰力、益骨髓的功效，还可以改善痘疮遗留疤痕。

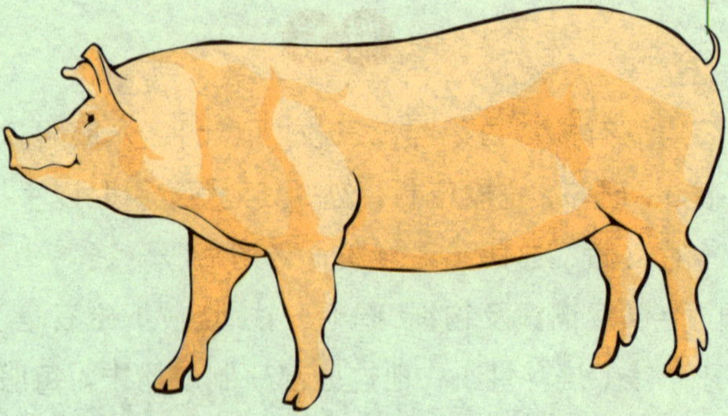

蹄 具有通乳、补血、解毒的功效，主治痈疽、产妇缺乳等症。

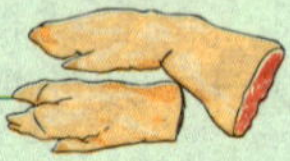

肉 具有补肾滋阴、养血润燥、益气、消肿的功效，主治肾虚羸瘦、血燥津枯、燥核、消渴、便秘、虚肿等症。

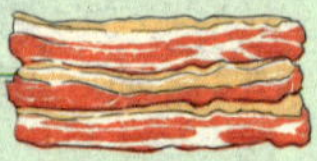

[性　　味] 猪胆粉：味苦，性寒。猪肉：味苦，性微寒，有小毒。猪蹄：味甘、咸，性微寒，无毒。猪肝：味苦，性温，无毒。

[归　　经] 归脾、胃、肾经。猪胆粉：归肝、胆、肺、大肠经。

[功　　效] 滋阴，润燥。

[主　　治] 热病伤津，消渴羸瘦，燥咳，便秘等症。猪胆粉：清热润燥，止咳平喘，解毒。

[形态特征] 躯体肥胖，头大。鼻与口吻皆长略向上屈。眼小。耳壳有的大而下垂，有的较小而前挺。四肢短小，四趾，前二趾有蹄，后二趾有悬蹄。颈粗，项背疏生鬃毛。尾短小，末端有毛丛。毛色有纯黑、纯白或黑白混杂等。

[主要产地] 全国各地均有饲养。

附方

痈疽发背：用母猪蹄一双、通草六分，绵裹煮汤吃。

肾虚腰痛：用猪腰子一个，切片，以椒、盐淹去腥水，加杜仲末三钱，包在荷叶中煨食，酒送下。

小儿火丹：猪肉切片贴之。

目难远视：猪肝一具（细细切碎，去掉表皮和筋膜），葱白一把，用豉汁做羹，等菜羹快熟的时候打入三个鸡蛋，食之。

赤白崩中：将猪毛烧灰，取三钱猪毛灰，再准备一碗黑豆、一碗半好酒，将黑豆、好酒一起煮至剩下一碗的量，用煮好的汤汁来调服猪毛灰。

用药禁忌

湿热、痰滞内蕴者慎用，金属器物所致金疮患者忌食。

牛

别名 毛犀、竹牛、猫牛。

牛

角 可治时气寒热头痛、热毒风、扁桃体炎肿塞欲死、淋证破瘀血等症。

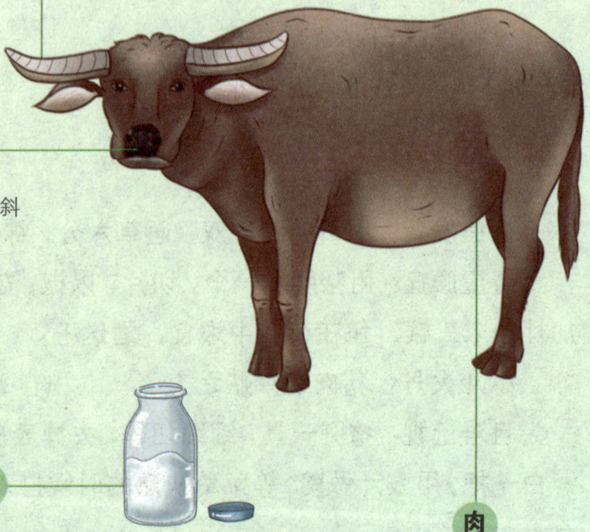

鼻 可治消渴、口眼㖞斜等症。

乳 具有补虚羸、止渴、养心肺、解热毒、润皮肤等功效，非常适合老人、小儿煮食。

肉 具有补脾胃、益气血、强筋骨等功效，主治脾胃虚弱、气血不足、虚劳羸瘦、腰膝酸软、消渴、吐泻、痞积、水肿等症。

［性　味］味甘，性平，无毒。黄牛：味甘，性温，无毒。

［归　经］水牛：归脾、胃经。黄牛：归心、肝经。

［功　效］水牛：补脾胃，益气血，强筋骨，消水肿。

[主　　治] 脾胃虚弱，气血不足，虚劳羸瘦，腰膝酸软，消渴，吐泻，痞积，水肿等症。牛黄：热病神昏，中风痰迷，惊痫抽搐，狗病发狂，咽喉肿痛，口舌生疮，痈肿疔疮。

[形态特征] 体格强壮结实，头大额广，鼻阔口大，上唇上部有一对大鼻孔，基间皮肤硬而光滑，无毛，称为鼻镜。眼、耳都较大。头上有角一对，左右分开，角之长短、大小随品种而异，弯曲无分枝，中空，内有骨质角髓。四肢匀称，均有蹄甲，其后方二趾不着地，称悬蹄。尾较长，尾端具丛毛，毛色大部分为黄色，无杂毛掺混。

[主要产地] 我国各地均有分布。

附方

水肿尿涩：牛肉一斤，蒸熟，搭配姜末，食醋，空腹食用。

偏正头风：用白芷、川芎各三钱，研为细末，以黄牛脑搽末，瓷器内加酒煮熟，乘热吃下。酒醉无妨，醒则其病如失。甚验。

吐血咯血，五劳七伤：用水牛脑一具，涂纸上阴干，杏仁（煮去皮）、胡桃仁、白蜜各一斤，香油四两，同熬干为末。每服二钱匕，空心服，烧酒送下。

牛皮风癣：牛蹄甲、驴粪各一两，烧存性研末，油调，在（患处）皮肤抓破的情况下涂抹上去，五七日即愈。

用药禁忌

牛自死或病死者，禁食其肉。

蟹

别名 螃蟹、郭索、横行介士、无肠公子。

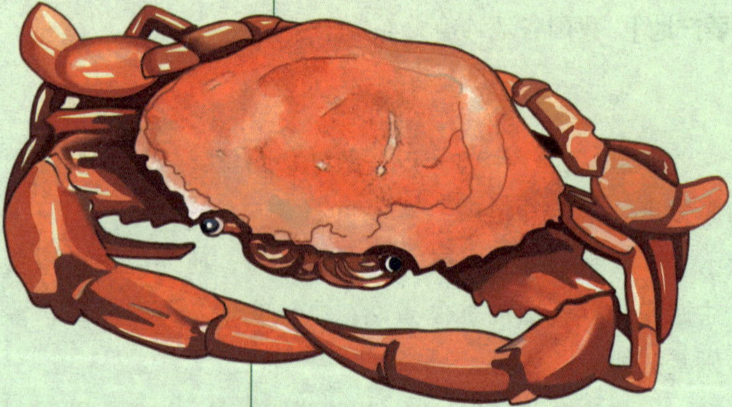

[性　味] 味咸，性寒，有小毒。

[归　经] 归肝、胃经。

[功　效] 清热解毒，补骨添髓，养筋活血，通经络。

[主　　治] 瘀血，损伤，黄疸，腰腿酸痛和风湿性关节炎等症。

[形态特征] 蟹的身体分为头胸部与腹部。头胸部的背面覆以头胸甲，形状因种不同而不一样。头胸甲两侧有五对胸足。腹部退化，扁平，曲折在头胸部的腹面。背面青褐绿色，腹面色淡或灰白色。

[主要产地] 福建、台湾、广东等沿海地区。

附方

骨节离脱：生蟹捣烂，以热酒倾入，连饮数碗，其渣涂之，半日内，骨内谷谷有声即好，干蟹烧灰，酒服亦好。

湿热黄疸：蟹烧存性研末，酒和丸如梧桐子大，每服五十丸，白汤下，日服两次。

蜂虿螫伤：蟹壳烧存性，研末。蜜调涂之。

崩中腹痛：将毛蟹壳烧存性，然后取一钱，用米汤送服。

熏走并驱赶壁虱（即臭虫）：焚烧蟹壳，用所产生的烟来熏壁虱出没的地方。

用药禁忌

脾胃虚寒者慎服，伤风、发热者及消化道炎症或溃疡、胆囊炎、胆结石、肝炎活动期的病人不宜食蟹，冠心病、高血压、动脉硬化、高脂血症患者少吃或不食蟹黄，体质过敏者不宜吃蟹，孕妇禁用；忌多食。不可与柿子、梨、花生、泥鳅、羊肉及狗肉同食，不宜与茶水同用。

牡蛎

别名 牡蛤、蛎蛤、古贲、蚝。

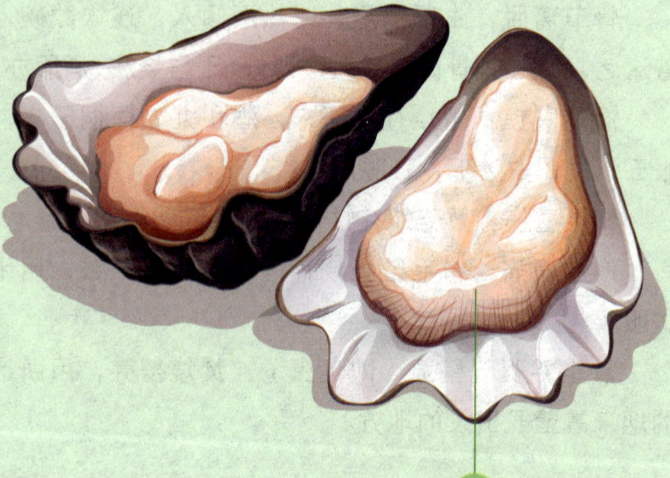

有养血安神、软坚消肿的功效。可以解丹毒，调中，治虚损、烦热失眠、心神不安等。

[性　　味] 味咸，性微寒。

[归　　经] 归肝、胆、肾经。

[功　　效] 重镇安神，潜阳补阴，软坚散结。

[主　　治] 眩晕耳鸣，惊悸失眠，遗精，崩漏，带下。

[形态特征] 贝壳厚而坚硬，呈钙化质状，表面有多层起伏的鳞片，灰白色、淡黄色、黄褐色至淡紫色，边缘粗糙，内表面瓷白色。

[主要产地] 江苏、福建、广东、浙江、河北、辽宁及山东等沿海地区。

附方

梦遗便溏：用牡蛎粉，加醋、糊做成丸子，如梧子大。每服三十丸，米汤送下。一天服二次。

月经不止：用牡蛎煅过研细，加米醋揉成团，再煅再研，加米醋调艾叶末熬膏，做成丸子，如梧子大。每服四五十丸，醋汤送下。

产后盗汗：用牡蛎粉、麦麸（炒黄）等份。每服一钱，猪肉汤调下。

疟疾寒热：牡蛎粉、杜仲等份为末，蜜丸梧子大。每服五十丸，用温开水送服。

面色黧黑：将牡蛎粉研磨成粉末，加蜂蜜做成像梧桐子一样大小的药丸。每次服用三十丸，用白汤送服，每日服一次。并且将牡蛎烤熟吃肉。

用药禁忌

虚而有寒者忌用。忌与啤酒同食。

蚕

别名 僵蚕、天虫、白僵蚕。

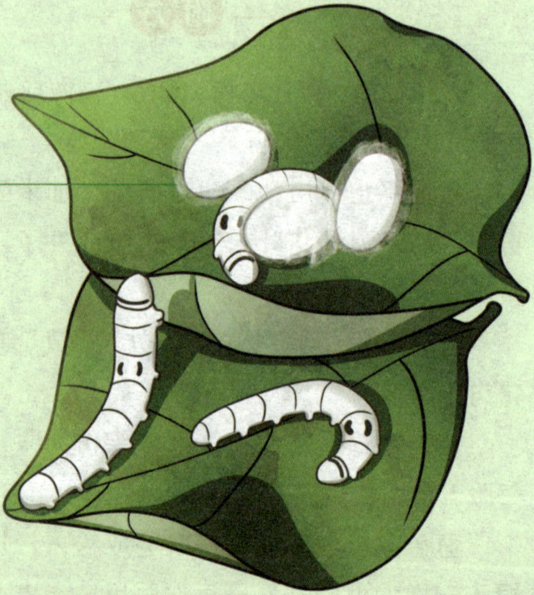

有生津止渴、杀虫疗疳的功效，主治消渴、小儿疳积，治风及劳瘦等。

[性　　味] 味咸、辛，性平。

[归　　经] 归肝、肺、胃经。

[功　　效] 息风止痉，祛风止痛，化痰散结。

[主　　治] 惊痫抽搐，中风眼斜，咽喉肿痛，风疹，疮毒等症。

[形态特征] 呈圆柱形，多弯曲而皱缩。表面灰白色或现浅棕色，体外常杂有丝团缠绕。头部黄褐色，类圆形。足八对，呈突起状。质硬而脆，易折断。

[主要产地] 我国各地均有分布。

附方

突然头痛：用白僵蚕为末，每服二钱，熟水送下。

偏正头风，并夹脑风，两太阳穴痛：用白僵蚕为末，葱茶调服方寸匕。又方：用白僵蚕、高良姜，等份为末。每服一钱，临卧时茶送下。一天服二次。

瘾疹风疮疼痛：用白僵蚕焙研为末，酒送服一钱。

消渴烦乱：蚕蛹二两，以无灰酒一中盏，水一大盏，同煮取一中盏，趁温服用。

口舌生疮：取五个蚕茧，将硼砂包在里面，放在瓦片上慢慢烘烤至焦干然后研成粉末，涂在生疮的部位。

风虫牙痛：将蚕纸（布满了蚕蛾产下卵的纸）烧成灰擦在牙痛的地方，过一会儿用盐水漱口。

用药禁忌

无外邪病及非风寒体痛者忌食。

蜜蜂

别名　蜂子、蜡蜂。

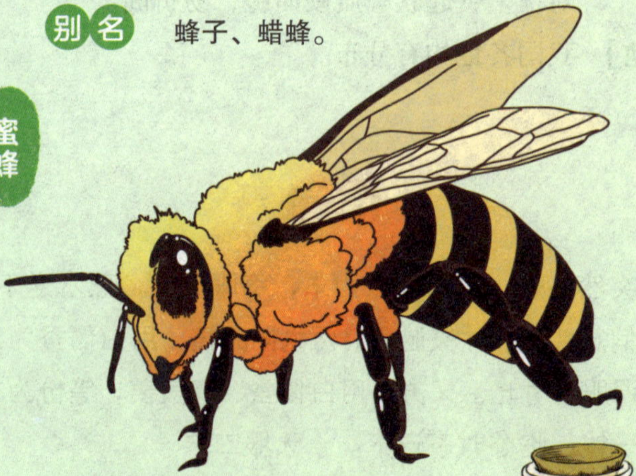

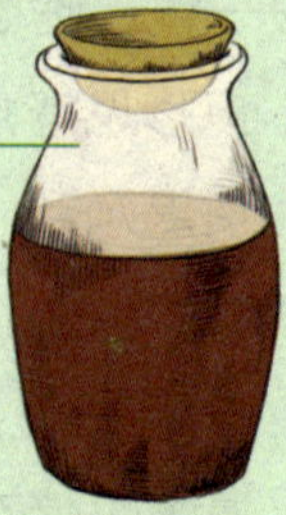

蜂蜜

具有调补脾胃、缓急止痛、润肺止咳、润肠通便、润肤生肌、解毒等功效，主治脘腹虚痛、肺燥咳嗽、肠燥便秘、目赤、口疮、溃疡不敛、风疹瘙痒、水火烫伤、手足皲裂等症。

[性　　味] 蜂蜜：味甘，性平。蜂蜡：味甘，性微温。蜂房：味甘，性平。蜂胶：味苦、辛，性寒。

[归　　经] 归肺、脾、大肠经。蜂蜡：归脾经。蜂房：归胃经。蜂胶：归脾、胃经。

[功　　效] 蜂蜜：补中，润燥，止痛，解毒。蜂胶：补虚弱，化浊脂，止消渴。蜂房：攻毒杀虫，祛风止痛。蜂蜡：解毒，敛疮，生肌，止痛。

[主　　治] 蜂蜜：胱腹虚痛，肺燥干咳，肠燥便秘，解乌头类药毒；外治疮疡不敛，水火烫伤。蜂房：疮疡肿毒，乳痈，皮肤顽痹，鹅掌风，牙痛，风湿痹痛。蜂胶：体虚早衰，高脂血症，消渴；外治皮肤皲裂，烧烫伤。蜂蜡：外用于溃疡不敛，外伤破溃，烧烫伤。

[形态特征] 蜂群由工蜂、蜂王及雄蜂组成。工蜂全体被黄褐色毛。头略呈三角形。胸部三节。翅二对，膜质透明。足三对，有采集花粉的构造。腹部圆锥状，有毒腺和螯针。腹下有蜡板四对，内有蜡腺，分泌蜡质。蜂王体最大，翅短小，腹部特长，生殖器发达，专营生殖产卵。雄蜂较工蜂稍大，头呈球形，尾无毒腺和螯针，足上无采贮花粉构造，腹无蜡板及蜡腺。

[主要产地] 我国大部分地区均有养殖。

附方

瘾疹作痒：取白蜜、好酒适量，用好酒调和白蜜，饮服。

面上皯点（脸上有黑斑、雀斑之类）：取白蜜和伏苓研磨成的粉末调和在一起涂在脸上，七天就会痊愈。

拔白生黑治年少发白：拔去白发，然后将白蜜涂抹在（拔掉白发后的）毛孔中，就会长出黑发。不生，取梧桐子捣汁涂上，必生黑发。

用药禁忌

忌与黄芩、芍药、牡蛎、白前同食。

鲤鱼

别名 鲤拐子、鲤子。

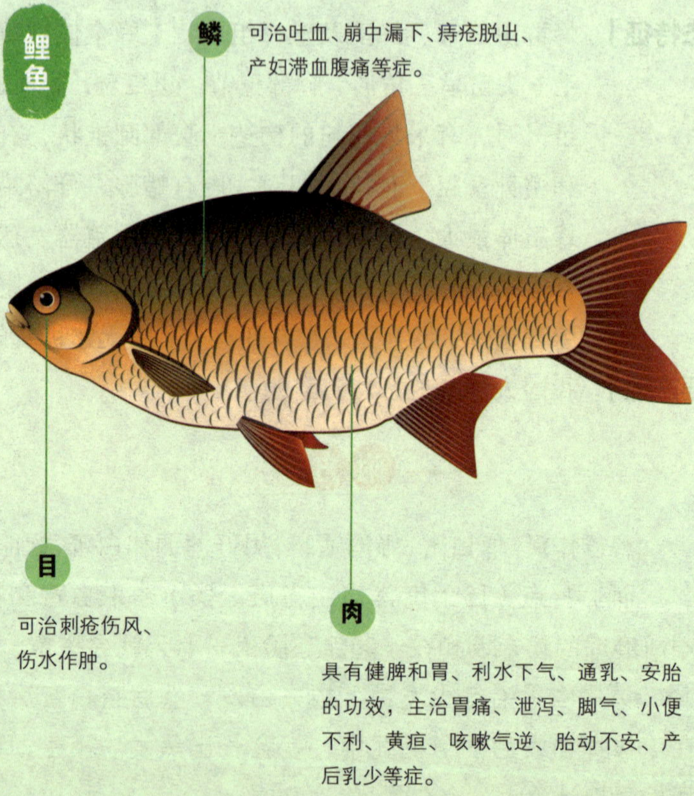

[性　味] 肉：味甘，性平，无毒。胆：味苦，性寒，无毒。

[归　经] 归脾、肾、胃、胆经。

[功　效] 利水，消肿，下气，通乳。

[主　　治] 水肿胀满，脚气，黄疸，咳嗽气逆，乳汁不通等症。

[形态特征] 体呈纺锤形，侧扁，腹部圆。吻钝。口端位，呈马蹄形。须二对。眼小，位于头纵轴的上方。纯黑色，侧线的下方近金黄色，腹部淡白色。背、尾鳍基部微黑，雄鱼尾鳍和臀鳍橙红色。

[主要产地] 我国各地均有分布。

附方

乳汁不通：用鲤鱼一尾，烧为末，每服一钱，酒调下。

咳嗽气喘：用鲤鱼一尾，去鳞，纸裹炮熟，去刺研末，同糯米煮粥，空心服下。

水肿：用大鲤鱼一尾，加醋三升煮干吃下。一天吃一次。又方：用大鲤鱼一尾，赤小豆一升，加水二斗煮汁，一次，服完，下泻即愈。

一切肿毒已溃未溃者：用鲤鱼烧灰，醋和涂之，一直涂抹到病症痊愈为止。

妊娠感寒：用鲤鱼一尾烧末，酒服方寸匕，令汗出。

孕妇感染了风寒之邪：将一尾鲤鱼烧成粉末状，用酒送服一方寸匕，让汗流出来。

鼻子出血一直止不住：将鲤鱼鱼鳞炒成灰状，每次用冷水送服二钱鲤鱼鱼鳞灰。

用药禁忌

风热者慎服。

中药的服用方法

是否正确服用中药，对药效有着直接影响。一般情况下，服用中药时需要按照不同的剂型选择服药时间，遵从医嘱选择服药次数，注意服药冷热。除此之外，拿药后需询问医生，遵从医嘱，切勿因为煎煮不当或服药不当而影响保健、治疗效果。

服药方法	时间	①急性病不需要拘泥于特定的时间来进行服用 ②一般的药饭前服，对肠胃有刺激的药饭后服 ③滋补药空腹服 ④安神药睡前服 ⑤丸、膏、散、酒、丹需定时服
	次数	①汤剂一般一日一剂，一剂分 2~3 次服 ②丸、膏、散、酒、丹，日服 2~3 次
	冷热	①需热服：解表剂；寒证用热药；真热假寒证，用寒药 ②汤剂大多温服 ③需冷服：热证用凉药；真寒假热证，用热药 ④毒性药或烈性药，应从少量开始，逐渐增加药量